Cuisiner un Dîner Ensemble

Date et Lieu

SE PROMENER AU COUCHER DU SOLEIL

Date et Lieu

PARTICIPER À UN COURS DE DANSE

Date et Lieu

Faire une excursion

Date et Lieu

Organiser une soirée cinéma

Date et Lieu

FAIRE UN PIQUE-NIQUE DANS UN PARC

Date et Lieu

PARTIR EN CAMPING

Date et Lieu

VISITER UN MUSÉE

Date et Lieu

Aller à un concert ensemble

Date et Lieu

FAIRE UN COURS DE CUISINE

Date et Lieu

ÉCRIRE UNE LETTRE D'AMOUR

Date et Lieu

PLANIFIER UN VOYAGE ENSEMBLE

Date et Lieu

FAIRE UNE SURPRISE À L'AUTRE

Date et Lieu

FAIRE DU SHOPPING ENSEMBLE

Date et Lieu

SE MASSER MUTUELLEMENT

Date et Lieu

FAIRE DU BÉNÉVOLAT ENSEMBLE

Date et Lieu

FAIRE DU SPORT ENSEMBLE

Date et Lieu

REGARDER LES ÉTOILES

Date et Lieu

PLANIFIER UN WEEK-END ROMANTIQUE

Date et Lieu

PRÉPARER LE PETIT DÉJEUNER AU LIT

Date et Lieu

FAIRE UN COURS DE PEINTURE

Date et Lieu

VISITER UN JARDIN BOTANIQUE

Date et Lieu

FAIRE DU YOGA ENSEMBLE

Date et Lieu

PRENDRE DES PHOTOS ENSEMBLE

Date et Lieu

ALLER À LA SALLE DE SPORT ENSEMBLE

Date et Lieu

JOUER À UN JEU DE SOCIÉTÉ

Date et Lieu

FAIRE DU VÉLO

Date et Lieu

LIRE UN LIVRE ENSEMBLE

Date et Lieu

Aller à une dégustation de vins

Date et Lieu

APPRENDRE UNE NOUVELLE LANGUE ENSEMBLE

Date et Lieu

ALLER AU THÉÂTRE

Date et Lieu

FAIRE UN COURS DE PHOTOGRAPHIE

Date et Lieu

ALLER SKIER

Date et Lieu

VISITER UN AQUARIUM

Date et Lieu

Planifier un avenir ensemble

Date et Lieu

PRENDRE UN BAIN CHAUD ENSEMBLE

Date et Lieu

Organiser une fête

Date et Lieu

ÉCOUTER DE LA MUSIQUE ENSEMBLE

Date et Lieu

ALLER À UN COURS DE POTERIE

Date et Lieu

CRÉER UN ALBUM DE SOUVENIRS

Date et Lieu

ALLER COURIR

Date et Lieu

PRÉPARER UN DESSERT ENSEMBLE

Date et Lieu

ALLER DANS UN PARC D'ATTRACTIONS

Date et Lieu

FAIRE UNE RANDONNÉE EN MONTAGNE

Date et Lieu

VISITER UN NOUVEAU RESTAURANT

Date et Lieu

ALLER À UN ÉVÉNEMENT SPORTIF

Date et Lieu

FAIRE UNE LISTE DE SOUHAITS

Date et Lieu

ALLER DANS UN SPA

Date et Lieu

Organiser un dîner avec des amis

Date et Lieu

ALLER À UNE FÊTE

Date et Lieu

VISITER UN MARCHÉ AUX PUCES

Date et Lieu

ALLER À UNE EXPOSITION D'ART

Date et Lieu

Faire un puzzle ensemble

Date et Lieu

REGARDER LE LEVER DU SOLEIL

Date et Lieu

FAIRE DU BATEAU

Date et Lieu

SUIVRE UN COURS D'ÉCRITURE

Date et Lieu

Cuisiner une recette exotique

Date et Lieu

FAIRE UN VOYAGE SUR UNE ROUTE PANORAMIQUE

Date et Lieu

ALLER À UNE DÉGUSTATION DE BIÈRES

Date et Lieu

JARDINER ENSEMBLE

Date et Lieu

APPRENDRE À JOUER D'UN INSTRUMENT MUSICAL

Date et Lieu

VISITER UNE FERME

Date et Lieu

ALLER À UN COURS DE COUTURE

Date et Lieu

Faire une excursion

Date et Lieu

Assister à une conférence

Date et Lieu

VISITER UN PARC NATIONAL

Date et Lieu

FAIRE UNE SOIRÉE KARAOKÉ

Date et Lieu

ALLER DANS UNE VILLE VOISINE POUR LA JOURNÉE

Date et Lieu

Organiser une soirée à thème

Date et Lieu

SE PROMENER SUR LA PLAGE

Date et Lieu

PRENDRE UN COURS DE VOILE

Date et Lieu

FAIRE UNE CHASSE AU TRÉSOR

Date et Lieu

ALLER À UN COURS DE MÉDITATION

Date et Lieu

VISITER UNE ÎLE

Date et Lieu

PLANTER UN ARBRE ENSEMBLE

Date et Lieu

ALLER PÊCHER

Date et Lieu

CRÉER UN JOURNAL DE COUPLE

Date et Lieu

Faire un projet de bricolage

Date et Lieu

ASSISTER À UN ÉVÉNEMENT CULTUREL

Date et Lieu

APPRENDRE À DANSER UN NOUVEAU STYLE DE DANSE

Date et Lieu

ORGANISER UNE SOIRÉE JEUX

Date et Lieu

Créer une tradition de couple

Date et Lieu

FAIRE DE L'ÉQUITATION

Date et Lieu

FAIRE UNE SOIRÉE PUZZLE

Date et Lieu

Concevoir et décorer une pièce ensemble

Date et Lieu

FAIRE UNE PROMENADE NOCTURNE

Date et Lieu

PRÉPARER DES COCKTAILS ENSEMBLE

Date et Lieu

Suivre un cours de dessin

Date et Lieu

Visiter un vignoble

Date et Lieu

ALLER DANS UN BED & BREAKFAST

Date et Lieu

ASSISTER À UN COURS DE FITNESS

Date et Lieu

CRÉER UNE PLAYLIST ENSEMBLE

Date et Lieu

ALLER À UNE FÊTE OU UN FESTIVAL LOCAL

Date et Lieu

PRÉPARER UN DÎNER AUX CHANDELLES

Date et Lieu

ALLER DANS UN REFUGE DE MONTAGNE

Date et Lieu

FAIRE UN CONCOURS DE CUISINE

Date et Lieu

SUIVRE UN COURS DE MIXOLOGIE

Date et Lieu

FAIRE UNE MARATHON DE SÉRIES TV

Date et Lieu

VISITER UN LIEU SACRÉ OU SPIRITUEL

Date et Lieu

Assister à un événement caritatif

Date et Lieu

ESSAYER UN NOUVEAU PASSE-TEMPS ENSEMBLE

Date et Lieu

FAIRE UNE TOURNÉE GASTRONOMIQUE DANS VOTRE VILLE

Date et Lieu

VISITER UN OBSERVATOIRE

Date et Lieu

ORGANISER UNE JOURNÉE DE NETTOYAGE

Date et Lieu

ALLER À UN COURS D'ARTS MARTIAUX

Date et Lieu

Prendre un cours de surf

Date et Lieu

Faire une promenade dans une réserve naturelle

Date et Lieu

ESSAYER UN NOUVEAU SPORT NAUTIQUE

Date et Lieu

ORGANISER UNE JOURNÉE SPA À LA MAISON

Date et Lieu

VISITER UN LIEU QUE VOUS N'AVEZ JAMAIS VU

Date et Lieu

Faire un quiz de couple

Date et Lieu

S'ÉCHANGER DES CADEAUX FAITS MAIN

Date et Lieu

VISITER UN ZOO OU UN SANCTUAIRE ANIMALIER

Date et Lieu

SUIVRE UN COURS DE DÉGUSTATION DE NOURRITURE

Date et Lieu

FAIRE UN VOYAGE EN MONTGOLFIÈRE

Date et Lieu

Assister à un événement en direct, comme un podcast ou un enregistrement TV

Date et Lieu

ESSAYER UNE NOUVELLE ACTIVITÉ EXTRÊME, COMME LE PARACHUTISME

Date et Lieu

ASSISTER À UN ÉVÉNEMENT DE POÉSIE OU À UNE LECTURE LITTÉRAIRE

Date et Lieu

Préparer ensemble des cadeaux pour les amis et la famille

Date et Lieu

SUIVRE UN COURS D'ESCALADE

Date et Lieu

VISITER UNE VILLE D'ART

Date et Lieu

ALLER DANS UNE CABINE EN MONTAGNE

Date et Lieu

Faire un voyage en train

Date et Lieu

Visiter un château ou un site historique

Date et Lieu

CRÉER UNE ŒUVRE D'ART ENSEMBLE, COMME UNE SCULPTURE OU UNE PEINTURE

Date et Lieu

FAIRE UNE AVENTURE DE PLONGÉE OU DE SNORKELING

Date et Lieu

ESSAYER UNE NOUVELLE ACTIVITÉ HIVERNALE, COMME LE SNOWBOARD

Date et Lieu

Faire du bénévolat dans un refuge pour animaux

Date et Lieu

Organiser une soirée d'observation des étoiles

Date et Lieu

Assister à un atelier ou un séminaire pour apprendre quelque chose de nouveau ensemble

Date et Lieu

Ces activités peuvent aider à renforcer votre complicité et votre amour l'un pour l'autre. Profitez bien !

Printed in France by Amazon
Brétigny-sur-Orge, FR

15814765R00077